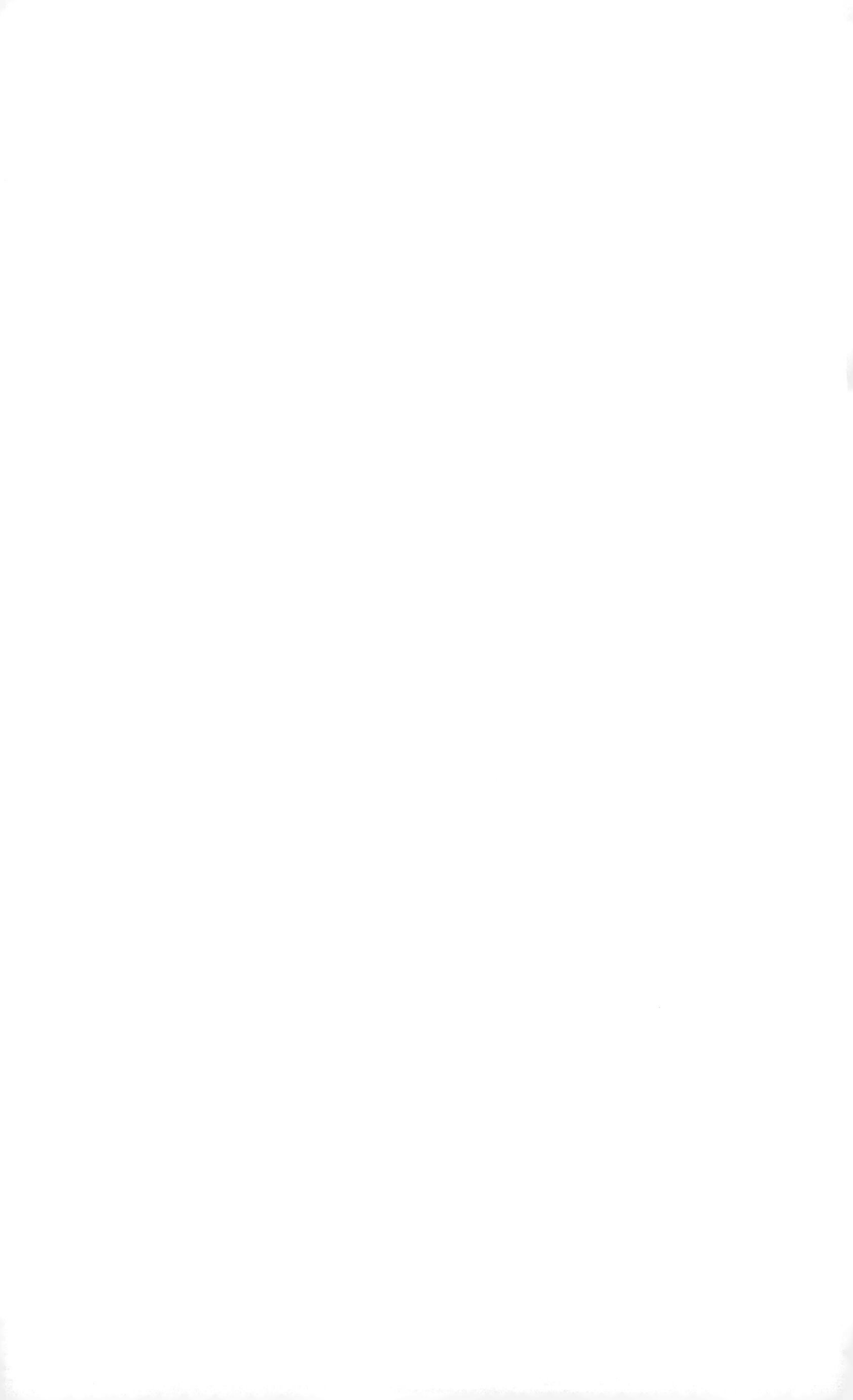

COUP-D'OEIL

SUR

QUELQUES QUESTIONS ACTUELLES

PAR M. MARTIAL ROUSSEL

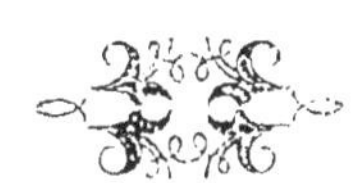

AMIENS

IMPRIMERIE DE E. YVERT, RUE DES TROIS-CAILLOUX, 64.

—

1869

COUP-D'ŒIL

SUR

QUELQUES QUESTIONS ACTUELLES

PAR M. MARTIAL ROUSSEL,

(*Lu à l'Académie dans sa Séance du* 10 *Avril* 1868).

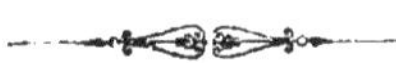

MESSIEURS,

La libre pensée, la science, tels sont aujourd'hui, dit-on, les deux drapeaux autour desquels doivent se ranger les hommes amis du progrès.

Tous nous voulons le progrès, tous nous voulons contribuer, dans la mesure de notre intelligence et de nos forces, au bien-être de nos semblables. Il ne saurait donc y avoir, entre nous, de dissentiment quant au but à atteindre. Tous, je le répète, nous voulons le progrès, c'est-à-dire l'obtention, par des voies régulières et sûres, de tout ce qui peut contribuer à l'amélioration morale et matérielle de l'homme, au développement des ressources qui peuvent assurer son bonheur.

La libre pensée et la philosophie nouvelle à laquelle elle a donné naissance, nous font de brillantes promesses; en réalité, elles nous donnent peu. Elles prétendent, il est vrai, inspirer à l'homme un sentiment si élevé de sa dignité, qu'il suffise, à lui seul, pour le rendre maître absolu de lui-même, pour lui assurer les moyens de lutter, avec succès, contre les passions qui l'agitent, de les vaincre et de renverser tous les obstacles qui s'opposent à son bonheur. Élles lui offrent, pour cela, les divers systèmes que nous connaissons, et parmi lesquels chacun est libre de faire son choix.

Quant à la Religion qui devrait, ce semble, les dominer tous, les éclairer de sa vive lumière, la libre pensée la met de côté, comme une chose surannée et, désormais, complètement inutile; ou si elle l'indique en passant, et la montre à ses adeptes, c'est dans un lointain si reculé, qu'il est bien clair, et pour elle et pour eux, que la Religion, bonne, peut-être, dans l'enfance des civilisations, est aujourd'hui tout-à-fait inutile.

En échange de la Religion, la libre pensée assure à l'homme le droit de tout voir, de tout entendre, de tout imaginer, de tout dire; sauf, pourtant, ce qu'ont vu, ce qu'ont entendu, ce qu'ont cru et dit les générations qui nous ont précédés.

Enfants, elles ont pu ajouter foi aux faits consignés dans l'histoire, suivre les leçons qu'elle leur donnait; pour nous, devenus hommes, l'histoire n'a rien à nous apprendre; nous n'avons à nous occuper ni des hommes, ni des choses du passé. Il y a, dans ce passé, des savants illustres, des philosophes célèbres, des littérateurs distingués, nos maîtres en toutes choses; cela est possible, cela est vrai même. Ces hommes ont ajouté foi au récit des historiens sacrés et profanes qui leur racontaient la création du monde, ses développements, l'apparition de l'homme sur la terre, ses rapports avec le Créateur, la naissance des deux religions révélées, les prodiges qui ont précédé, accompagné et suivi l'établissement de ces deux religions, dont la seconde, celle dé Jésus-Christ, n'est que le complément, la réalisation des figures de la première. Ils ont cru aux miracles semés autour de lui par l'Homme-Dieu, pour prouver sa divinité et la vérité de sa parole. Quelques uns même de ces hommes ont été témoins de ces prodiges, ou bien ils ont vécu si près des temps où ils ont été accomplis, qu'il n'est pas possible d'admettre qu'ils se soient trompés; leur témoignage ne saurait donc être révoqué en doute.

Tout cela est possible encore; mais nous ne devons pas oublier qu'ils appartenaient à ces temps que nous appelons l'enfance de l'humanité, et que nous, qui appartenons à son âge mûr, nous ne pouvons raisonnablement admettre ce qu'ils ont admis, croire ce qu'ils ont cru, penser ce qu'ils ont pensé. Débarrassés des langes de l'enfance, en possession de la plénitude de nos facultés, ce n'est qu'à nous-mêmes, qu'à notre propre force, que nous devons demander secours et assistance; ce n'est qu'au foyer de nos prepres lumières que nous allumerons, désormais, le flambeau qui guidera nos pas.

Ce flambeau, c'est la Science. Grâce à elle, les ténèbres sont dissipés, tous ces mystères, par lesquels on se jouait de l'intelligence de l'homme, ont à jamais disparu. L'homme a véritablement conquis l'univers. La matière, l'espace, le temps, la nature tout entière sont asservis à ses lois. Rien ne saurait, désormais, se soustraire à sa puissance. Même dans l'ordre moral, la science exerce ses irrésistibles et généreux effets. « Qu'on en gémisse ou non, disait il » y a quelque mois, un écrivain illustre, la Foi s'en » est allée, la science, quoiqu'on en dise, la ruine. »

Voilà bien, Messieurs, le programme présenté de nos jours à la sanction de l'humanité. Qu'elle l'accepte; elle marche à grands pas dans la voie du progrès, elle assure à jamais sa prospérité et son bonheur.

Dans un remarquable discours, que quelques-uns d'entre vous ont vivement applaudi, notre honorable et nouveau collègue, M. Guillon, nous a exposé ses idées sur la situation présente de l'humanité, ses espérances sur l'avenir qui lui est réservé. Ces idées, ces espérances, rentrent, pour la plupart, dans le cadre du tableau que je viens d'avoir l'honneur de vous mettre sous les yeux.

Mon intention, vous le comprenez parfaitement, Messieurs, n'est pas de me livrer à l'examen, encore moins à la critique des opinions émises par notre honorable collègue. Toutes les opinions quand elles ont pour base la bonne foi, et le désir d'être utile à ses semblables, sont respectables et doivent être respectées, même par ceux qui ne sauraient les partager. C'est la loi que je veux m'imposer et à laquelle, je l'espère, je saurai rester fidèle.

Toutefois, en puisant aux mêmes sources que notre honorable collègue, en cherchant comme lui, ce qui peut contribuer au bonheur de l'homme, à la sécurité, à la prospérité des sociétés modernes, qu'il me soit permis, Messieurs, avant de les abandonner pour jamais, si elles ne sont pas celles qui conduisent au but désiré, de jeter un dernier regard sur les voies qu'ont ouvertes et suivies les générations qui nous ont précédés.

Notre honorable collègue vous l'a dit, dans ce langage pittoresque et si plein de charmes, que vous n'avez point oublié : il ne cherche que la vérité, il l'appelle de tous ses vœux ; elle est pour lui la chaste et pure fiancée à laquelle il tend les bras. Qu'elle vienne s'asseoir à son foyer, elle y sera la bien venue. C'est aussi, Messieurs, la vérité que je cherche, c'est vers elle que s'élancent toutes mes aspirations, elle a toutes mes sympathies, toutes mes préférences ; mais, plus heureux que notre honorable collègue, elle n'est plus pour moi, une simple fiancée, elle est plus qu'une épouse, elle est une mère chérie qui m'enveloppe de toutes ses sollicitudes maternelles, dont je suis heureux et fier de suivre et de proclamer les leçons.

Dans le discours par lequel il a inauguré son entrée parmi nous, M. Guillon a fait passer devant nos yeux les principales questions qui s'agitent aujourd'hui parmi les philosophes et les savants. Il nous a parlé des générations spontanées, de la transformation des espèces, de l'origine de l'homme, des abus de la religion de Jésus-Christ, des horreurs qu'elles a enfantées, de l'ignorance systématique dans laquelle elle plonge et retient les populations, du joug intolérable qu'elle fait peser sur l'humanité, des entraves qu'elle apporte au développement de la libre pensée, et de beaucoup d'autres choses encore que vous vous rappelez, et qu'il est inutile de reproduire ici. J'ajouterai cependant que quelques libres penseurs ont poussé plus loin encore l'énumération, et qu'ils ont été jusqu'à nier la possibilité du miracle.

Je n'ai pas, à coup sûr, la prétention de répondre à toutes ces questions, ni même d'en faire l'objet d'une étude sérieuse et approfondie. Qu'il me soit permis, cependant, de jeter un coup d'œil rapide sur chacune d'elles, et de dire ce que la science, le bon sens et mon amour sincère de la vérité, m'en ont appris.

Le miracle, dit-on, est impossible, on n'y croit plus. On n'y croit plus : la raison n'est pas bonne pour en démontrer l'impossibilité. Diderot disait : Quand tout Paris m'affirmerait qu'un mort est ressuscité, je ne le croirais pas. Qu'est-ce que cela prouve? Non pas l'impossibilité du miracle, mais uniquement l'incroyance de Diderot. Dans un livre qui a fait quelque bruit M. Renan disait aussi, que les miracles étaient impossibles, et, par une étrange aberration, il puisait les éléments de son histoire dans des auteurs dont il proclamait ainsi l'authenticité et la bonne foi historique, et ces auteurs, à chaque page de leurs livres, racontent les miracles opérés par le Sauveur. Il est vrai que M. Renan ne prend, dans leurs ouvrages, que ce qui rentre dans le plan qu'il s'est tracé, et qu'il rejette, sans façon, ce qui ne lui convient pas. Il raisonne comme Diderot. Toute l'antiquité, le monde eutier lui affirment la vérité des miracles de Jésus-Christ ; comme son célèbre devancier, il nous répond qu'il n'y croit pas. Cette seconde réponse a exactement la valeur de la première. Pour qu'on puisse admettre la possibilité, la vérité du miracle, M. Renan nous trace un programme complet que doit accepter Dieu, l'auteur du miracle, s'il veut être cru de l'homme, sa chétive créature. Ce programme, vous le connaissez, je ne le rappellerai pas ici. Quel qu'il soit, je dis que si Dieu consentait à le réaliser, il ne convaincrait pas ceux qui le lui proposent. Les Juifs, disaient aussi à Jésus-Christ qui allait mourir : Qu'il descende de la croix, et nous croirons en lui, et Jésus-Christ, qui d'un seul mot, au moment de son arrestation, les avait tous jetés à la renverse, ne descendit pas de la croix, parce qu'il avait autre chose à y faire que de combattre l'endurcissement de quelques hommes orgueilleux qui, du reste, n'auraient pas cru plus à ce dernier miracle, qu'aux prodiges sans nombre dont ils avaient été précédemment les témoins.

Mais, à part la preuve historique et incontestable des miracles de l'Evangile, est-ce que, scientifiquement, le miracle est impossible? Oui, si le monde est une machine purement matérielle, qui se soit construite elle-même, qui se soit donné le mouvement, et qui doive marcher toujours sans jamais se déranger. Non, si une intelligence supérieure et toute puissante a présidé à la création, au magnifique agencement de l'univers. Il suffit de poser la question pour la résoudre et pour démontrer la possibilité du miracle. Le Créateur qui a, non-seulement établi ces lois générales que nous admirons et qui maintiennent si merveilleusement l'harmonie entre les diverses parties de ce vaste ensemble, mais encore qui veille, sans cesse, à leur exécution, peut évidemment, quand cela est utile à ses desseins, suspendre l'effet de ces lois générales, ralentir ou précipiter leur action. La science, que l'on invoque avec tant de confiance, n'est pas encore parvenue, que je sache, et ne parviendra jamais à nous montrer le point où doit s'arrêter la toute-puissance du Créateur, la limite que cette puissance ne saurait dépasser. Ce n'est donc pas la science qui nous dit que le miracle est impossible. Elle nous montre, au contraire, si nous l'interrogeons sincèrement, et sans parti pris, la main du Créateur traçant aux astres qui roulent autour de nous, à la planète que nous habitons, ces orbites elliptiques dont ils s'écarteraient bientôt si elle ne les y retenait. Vous cherchez la transformation, des espèces; sans cette main toute-puissante et toujours vigilante, vous auriez bientôt, non pas la transformation, mais la confusion de toutes les espèces. C'est ainsi que la science nous fait voir Dieu veillant constamment sur son œuvre, la dirigeant sans cesse. Qui donc, encore une fois, peut l'empêcher de la modifier? Rien, personne; donc le miracle, qui n'est autre chose que cette modification partielle et momentanée, peut et doit exister.

La question des générations spontanées sommeille, pour le moment, nous a dit M. Guillon. Peut-être pourrions-nous ajouter qu'elle est morte, que M. Pasteur lui a porté les derniers coups. Quoiqu'il en soit, qu'elle sommeille ou qu'elle soit morte, gardons-nous de l'éveiller, encore moins de la ressusciter. Passons à la transformation des espèces. A côté de cette question vient s'en placer une autre dont notre honorable collègue M. Herbet, nous a également entretenus, dans une de nos dernières séances; l'origine de l'homme. Ces deux questions qui, au premier coup d'œil, paraissent n'avoir aucune analogie, se touchent ou plutôt n'en font qu'une, si l'on considère le but que se proposent les investigateurs qui les étudient. Disons-le franchement: la question concernant l'origine de l'homme, comme celle de la transformation des espèces, ont, surtout et avant tout, pour objet de donner un démenti aux livres saints. Dans le désir immodéré d'atteindre ce but, les inventeurs des divers systèmes, qui se sont produits, ne reculent devant aucune hypothèse, quelque hideuse, quelque dégradante qu'elle soit pour l'homme. Les uns le font descendre du singe, les autres classent l'homme parmi les animaux, et encore, dans cette classification, ne lui donnent-ils pas le premier rang,

Quant au système qui fait de l'homme un descendant du singe, au moyen d'une transformation lente, absurde et complètement démentie par les faits, je me bornerai à vous faire remarquer, Messieurs, que la philosophie nouvelle, qui veut, avant tout, faire naître dans le cœur et l'esprit de l'homme le sentiment élevé de sa dignité, qui invoque ce sentiment, comme le plus puissant, comme l'unique moyen de porter l'homme à combattre ses passions, à lutter contre les entraînements du vice, à pratiquer toutes les vertus, tourne manifestement le dos au but qu'elle veut atteindre, quand, au lieu de lui montrer son origine divine, elle lui enseigne qu'il descend d'une brute ; que, comme elle, il doit vivre quelques années sur la terre, pour disparaître définitivement et faire place à d'autres singes de son espèce.

Quant au rang que notre honorable collègue M. Herbet veut assigner à l'homme dans la série des êtres créés, malgré la confiance que m'inspirent ses connaissances spéciales, et l'étude particulière et approfondie qu'il paraît avoir faite de la question, je ne saurais admettre les conséquences auxquelles il est arrivé. Si l'anthropologie est l'étude de l'homme, si, par cette étude, on doit arriver à lui assigner sa place dans la création, il faut étudier l'homme vivant, l'homme tout entier, et non pas, comme prétend le faire M. Herbet, seulement son corps, seulement son cadavre. Ce ne serait plus là de l'anthropologie, mais simplement de l'anatomie. Et encore, Messieurs, l'étude bien faite, bien dirigée du cadavre de l'homme ne nous conduirait-elle pas à d'autres résultats que ceux qu'a obtenus notre honorable collègue? L'examen anatomique du cadavre d'un animal ne nous montre-t-il que la structure de ce cadavre, ne nous apprend-t-il pas en même temps, les habitudes, les mœurs, la manière de vivre de l'animal auquel il appartient? Pourquoi n'en serait-il pas de même du corps de l'homme? Est-ce que l'étude seule de sa main ne nous révèle rien de ses aptitudes particulières, rien de son intelligence? Si cela est vrai, et après les magnifiques travaux de Cuvier, et les déductions vraiment merveilleuses auxquelles il est parvenu, personne, un savant moins qu'un autre, ne peut en douter; l'examen attentif du corps de l'homme ne saurait donc nous permettre de le classer, purement et simplement, au rang des animaux. Rien ne presse d'ailleurs. Quelqu'utile quelque désirable qu'il soit, si toutefois cela est utile ou désirable, d'assigner à l'homme la place qu'il doit occuper dans la création, on peut, sans inconvénient, différer encore, se donner le temps de l'étudier mieux. La science, la raison, le simple bon sens, nous disent qu'il ne saurait y avoir d'effets sans cause, et, tous les jours, nous avons sous les yeux des faits qui nous montrent chez l'homme le moral agissant, quelquefois d'une manière foudroyante, sur le physique. Où est la cause de ces effets, quelle en est la nature, comment ces deux choses si différentes, agissent-elles l'une sur l'autre? Nous ne le savons pas. Cherchons-le donc, et quand nous aurons trouvé, d'une manière certaine, si nous devons les trouver jamais, les organes matériels qui servent d'intermédiaire, de trait d'union au moral et au physique, nous les comparerons aux organes similaires existant chez les animaux, si toutefois ils s'y rencontrent; nous en constaterons la différence qui ne saurait manquer de se manifester, puisque les effets produits sont essentiellement différents, et alors, mais seulement alors, nous pourrons assigner à l'homme sa place dans la création. Jusques là, tous les raisonnements, toutes les déductions des savants ne seront que de vaines chimères. Ils persuaderont difficilement, par exemple, à la charmante et gracieuse parisienne, qu'il n'y a aucune différence entre elle et la hideuse femelle du singe.

Puisque j'en trouve ici l'occasion, permettez-moi, Messieurs, d'arrêter un instant votre attention sur une circonstance que j'ai déjà indiquée, et que je rencontre dans toutes les questions nouvelles qui, de nos jours, agitent le monde scientifique. Je veux parler de cette facilité ou pour mieux dire, de ce dédain, avec lequel on écarte les enseignements de l'histoire. Il semble vraiment que tout commence à nous, que nous avons tout découvert, que nos pères n'ont rien su, partant, qu'ils ne nous ont rien appris. On ne veut marcher, dit-on aujourd'hui, que le flambeau de la science à la main, et l'on oublie que l'histoire aussi est une science ; que, comme toutes les autres, elle a ses règles qui doivent être suivies, ses lois, à l'empire desquelles personne ne saurait se soustraire. Comment se fait-il, alors, qu'au lieu d'examiner, d'analyser les faits historiques on les nie, ou mieux encore, on n'en tienne aucun compte? Les miracles, nous dit-on, sont impossibles, et pourtant l'histoire nous présente une foule de miracles qui ont eu pour témoins des populations entières. Les contemporains, adversaires des doctrines que ces miracles avaient pour objet de faire prévaloir, les ont attaqués par tous les moyens en leur pouvoir ; ils ont cherché à les expliquer, à les reproduire ; mais ils ne les ont pas niés. C'est à nous, hommes des temps modernes, qu'il était réservé d'attaquer les croyances dix-sept fois séculaires du monde entier, de proclamer l'impossibilité du miracle. Il est vrai que ceux qui nous affirment cette prétendue impossibilité, se gardent bien de nous la démontrer, et cela, par l'excellente raison que la science, sur laquelle ils prétendent faire reposer leur affirmation, ne saurait rien démontrer de semblable.

Les savants, qui recherchent avec tant de zèle, l'origine de l'homme, nous disent aussi, avec une bonne foi que je veux croire bien réelle, nous ne prétendons point que l'homme ne vienne pas d'un couple unique, nous n'en savons rien, nous cherchons. Comment, vous n'en savez rien ! Mais l'histoire vous dit d'où vient l'homme, en quel temps, comment et par qui il a été fait. Avant de chercher autre chose, avant surtout de hasarder cette honteuse hypothèse, que l'homme n'est qu'un animal, qu'il descend du singe, montrez-nous que l'origine que lui donne l'histoire n'est pas vraie, qu'elle est impossible; c'est par là, évidemment, qu'il faut commencer. Tant que vous n'aurez pas démontré la fausseté, l'impossibilité de l'origine historique du genre humain, tant que, comme nous, vous resterez forcés d'en reconnaître la vérité, à quoi bon chercher autre chose.

Cette discussion rappelle à mon souvenir le nom d'un homme que beaucoup d'entre nous ont connu et aimé, d'un collègue, dont la science fesait, avec juste raison, autorité parmi nous, dont la réputation scientifique a franchi les limites de la sphère d'action de notre modeste Académie. Je veux parler de notre savant et regretté collègue M. Barbier. Dans une des dernières communications faites par lui à l'Académie, M. Barbier, non pas en cherchant l'origine de l'homme, remarquez bien la différence, mais en l'étudiant dans l'histoire, crut remarquer que le Créateur avait fait, d'abord de l'homme un simple animal, et que, revenant ensuite sur son ouvrage, il lui avait donné l'âme et l'intelligence, qui en font, un être tout-à-fait à part dans la création.

Je me rappelle, comme si cela se passait encore en ce moment, avec quelle hésitation, quelle timidité, ce savant, si fort et si sûr de lui-même, lorsqu'il marchait éclairé par le flambeau de la science, émettait cette proposition. Sous l'influence du respect qu'inspirait son âge et son autorité scientifique, l'Académie garda le silence, et je n'oublierai jamais, le mécontentement qu'il en témoigna. Je l'entends encore nous dire, avec une certaine vivacité, ce n'est pas ainsi que les choses se passaient dans l'ancienne Académie. On ne se contentait pas d'écouter en silence, les communications faites par chacun ses membres, on les examinait, on les discutait. Evidemment, il appelait la discussion sur la proposition qu'il venait d'émettre. Cette discussion n'eut pas lieu, par les raisons que j'ai indiquées plus haut, et peut-être aussi, par cette cause principale, que la proposition n'était pas admissible. En effet, Messieurs, les paroles de l'historien sacré ne sauraient la justifier. Dès les premiers mots de son récit, avant même la création de l'homme, il nous montre le Créateur exposant le plan, les prérogatives de son nouvel ouvrage. Dieu dit : *Faciamus hominem ad imaginem et similitudinem nostram, et præsit piscibus maris, et volatilibus cœli, universæ que terræ, omnique reptili quod movetur in terrâ. Et creavit Deus hominem ad imaginem suam. Ad imaginem Dei creavit illum.*

Vous voyez, Messieurs, que j'avais raison de dire que la proposition de notre vénérable et savant collègue, M. Barbier, n'était pas admissible. Il n'y a, dans les paroles que vous venez d'entendre, soit avant, soit pendant la création de l'homme, aucune place pour la supposition qu'il croyait pouvoir admettre, que l'homme avait été créé, d'abord, comme un simple animal. On voit, du reste, comment cette pensée avait pu naître dans son esprit. Dans le second chapitre de la Genèse, Moïse revient sur la création de l'homme. Il précise les opérations du Créateur : *Formavit igitur*, dit-il, *Dominus Deus hominem de limo terræ, et inspiravit, in faciem ejus, spiraculum vitæ, et factus est homo in animam viventem*. Ces dernières paroles n'ajoutent rien aux premières, quant à la nature de l'homme, qui, dès le premier moment, a bien été créé à l'image et à la ressemblance de Dieu.

Mais en voilà assez sur ce sujet. Que les savants cherchent, si cela les amuse, si l'homme descend d'un seul couple, ou s'il n'est qu'une brute perfectionnée, je ne vois pas trop à quoi cela peut être utile, en quoi leurs découvertes, s'il était possible qu'ils en fissent, contribueraient à leur bonheur et au bien de l'humanité.

Un reproche fait à la religion catholique, c'est d'avoir donné naissance à des abus odieux ; et, à cette occasion, on cite, à tout propos, et avec une certaine complaisance, les malheurs des guerres de religion, l'Inquisition et ses auto-dafé, la St-Barthélémy et ses massacres, enfin, tous les crimes commis au nom et sous le prétexte de la Religion.

Ces reproches méritent à peine une réponse. Ceux qui les font savent parfaitement celle qui leur convient. Ils savent très-bien que la Religion déplore amèrement ces excès, qu'elle les condamne positivement; que si, dans des temps d'ignorance et de barbarie, des souverains, bien plus dans un intérêt politique que religieux, ont abusé de leur autorité, la Religion a toujours fait entendre sa voix pour condamner ces abus, et défendre le faible contre le fort, l'opprimé contre l'oppresseur. Au surplus, si dans quelques circonstances exceptionnelles et assez rares, non pas la Religion, mais les hommes chargés de la représenter, se sont laissé entraîner à des actes répréhensibles, c'est à eux seuls qu'en revient la responsabilité. La religion catholique est aujourd'hui ce qu'elle était à son origine. Elle souffre la persécution lorsqu'elle se présente, elle ne la fait souffrir à personne. Aujourd'hui, comme alors, elle a ses martyrs qui donnent généreusement et courageusement leur vie pour la défense de leur foi.

Mais, dit-on encore, la Religion s'oppose à l'instruction du peuple; elle le retient dans une ignorance, dont elle a besoin pour exercer plus sûrement son empire. Elle condamne l'étude des sciences, elle s'oppose à tout progrès.

Ceci, Messieurs, permettez-moi de vous le dire, est une vieille imputation, usée depuis longtemps, et qu'il serait juste de ne plus répéter. Non-seulement la Religion ne s'oppose pas à l'instruction du peuple. mais encore elle l'appelle de tous ses vœux, elle l'encourage de tous ses efforts. Dans les temps de barbarie, elle a abrité, dans ses monastères, le flambeau des sciences et des lettres prêt à s'éteindre. Au moyen-âge, elle a donné naissance aux universités, toutes les écoles étaient son ouvrage. De notre temps, elle a fondé, et elle fonde, chaque jour, une foule d'institutions pour l'instruction des enfants des deux sexes, depuis les enfants du peuple jusqu'à ceux des clases les plus élevées. Parcourez les rues de nos grandes villes, et vous serez arrêtés, à chaque pas, par ces longues files d'enfants de tout âge, qui, sous la direction de maîtres ecclésiastiques, des Frères de la Doctrine chrétienne et de religieuses de divers ordres, reçoivent l'instruction appropriée à leurs besoins futurs. C'est aussi par là que commence le missionnaire catholique, en pénétrant au milieu des peuplades sauvages qu'il vient évangéliser et conquérir à la civilisation. Il fonde des écoles pour l'instruction des enfants. Quant à l'étude des sciences, quant au développement du progrès en toutes choses, la religion catholique n'a pour eux que des prédilections. N'attaquez ni ses dogmes, ni sa morale, non-seulement elle ne s'opposera pas à l'étude des sciences et des arts, mais encore elle y portera ses enfants les plus dévoués, et c'est quelquefois de ce côté, que vous viendront aussi la lumière et les découvertes les plus précieuses.

Si ce que je viens de dire est vrai, et on ne peut guère en contester la vérité, la Religion ce semble, devrait se trouver à l'abri de tout reproche, bien plus elle devrait être l'objet de l'amour et de la reconnaissance de l'homme. Elle met le comble à ses bienfaits en lui offrant, dans son Evangile, ce code de toute civilisation, cette base inébranlable de la vraie fraternité, tout ce qui peut contribuer au bonheur de l'humanité. L'Evangile par ses préceptes et ses conseils, a prévenu et dépassé la philanthropie dans ses conceptions les plus humanitaires, dans ses combinaisons les plus ingénieuses. Elle apprend au riche. l'emploi qu'il doit faire de ses richesses, au pauvre, comment et pourquoi il doit accepter avec résignation, supporter avec courage les difficultés de sa position. Ces deux pivots de l'ordre social, la Religion les consolide et les assure plus et mieux que ne saurait le faire aucune institution purement humaine. Longtemps avant l'invention de la solidarité dont nous a parlé notre honorable collègue M. Guillon, l'Evangile prescrivait la charité, c'est-à-dire l'amour du prochain, poussé jusqu'à l'oubli de soi-même.

Un savant chrétien,un des prêtres de cette religion catholique si peu connue, et calomniée avec tant d'imprudence et de légéreté, disait, il y a quelques jours, au sein de l'Académie française, en parlant de l'avenir de notre beau pays :

» Si notre élan vers la justice et vers la liberté,

» toujours brisé depuis un siècle, mais toujours
» renaissant, veut triompher enfin, qu'il s'appuie
» tout entier sur l'Evangile, force fondamentale du
» monde nouveau. Alors, au lieu de diviser la force,
» de la tourner contre elle-même, et de nous
» détruire l'un par l'autre, nous saurons centupler
» la puissance commune par l'union, quand chaque
» effort, au lieu d'être brisé par un effort contraire,
» sera multiplié par la force de tous. »

Eh bien, Messieurs, je vous le demande, qui donc aujourd'hui, parmi les hommes qu'on est convenu d'appeler les hommes de progrès, suit ces conseils; qui donc lit l'Evangile et s'efforce d'en appliquer les principes? Personne, peut-être. On repousse, on déchire ce livre admirable, mais on ne le connaît pas.

Le mal de l'homme c'est avant tout l'orgueil. Il ne veut rien devoir qu'à lui-même. C'est à son génie, c'est à l'étude des sciences qu'il s'adresse pour résoudre les problèmes qui se posent devant lui et qui l'arrêtent à chaque pas. Non-seulement il demande à la science les solutions qu'elle peut raisonnablement lui donner, mais encore il en exagère la puissance, et, comme je le disais, il n'y a qu'un instant, il prétend expliquer ou plutôt supprimer, par elle, des vérités que l'homme doit croire, mais que sur la terre, il ne lui sera pas donné de comprendre. C'est ainsi qu'on nous affirme que la science a tué la Foi.

Est-ce que cela est possible? Est-ce que cela est vrai? Non, évidemment non. Bien loin que la science ait tué la foi, elle en démontre, au contraire, la nécessité. La science fait tous les jours de nouveaux progrès; et ses progrès, je l'espère, pour le bien de l'humanité, ne s'arrêteront pas de sitôt. Mais ses découvertes n'ont rien de commun avec les vérités de la Foi; rien, surtout, qui leur soit opposé. Ce sont des choses d'ordre tout différent, mais loin de se détruire, elles s'affirment Les découvertes de la science, en nous montrant la sagesse infinie qui a présidé à la création et aux admirables harmonies de l'univers, prouvent l'existence de Dieu, mais elles ne nous disent, ni directement ni indirectement, ce qu'est Dieu. La science, en nous démontrant que la matière est incapable de vivre et de penser, prouve l'existence, la spiritualité de l'âme, mais elle ne nous dit pas, et ne nous dira jamais ce qu'est l'âme, comment elle se lie aux organes matériels de notre corps, comment elle leur donne le mouvement et la vie. Cest vérités sont du domaine de la Foi. Donc la science n'a pas tué la foi; je le dis encore une fois, elle en montre, au contraire, la nécessité. Elle nous met sous les yeux des vérités qui lui sont complètement inaccessibles et que la foi seule peut éclairer.

Il ne faut donc plus dire que la science a tué la foi. Au surplus, Messieurs, cette assertion n'a rien d'inquiétant. Ce ne sont pas les savants qui tiennent ce langage ; ce sont, la plupart du temps des littérateurs, des faiseurs de romans, des écrivains de profession.

Avant de répondre à ces messieurs, on serait tenté de leur demander avec le poète de la satire :

« Mais vous, pour en parler, vous y connaissez-vous »

et cela, avec d'autant plus de raison, que les vrais savants; les Copernic, les Gallilée, les Képler, les Pascal, les Newton, les Leibnitz, et de nos jours, les Biot, les Poisson, les Cuvier, et mille autres, ne disent rien de semblable. Tous nous montrent la grandeur, la puissance, la sagesse infinie du Créateur, mais aucun d'eux ne s'avise de nous expliquer ce qu'il est, quelle est sa nature, ce que sont les choses spirituelles, ce qu'est notre âme. Ce sont là des vérités de la Foi, qu'ils confessent, qu'ils croient, et devant lesquelles ils abaissent la puissance de leur génie. Quelques-uns d'entre-eux, même, nous montrent que les découvertes modernes de la science s'accordent parfaitement avec les récits de la Bible, touchant la création du monde.

Je pourrais, Messieurs, vous mettre sous les yeux les noms des savants distingués qui, aujourd'hui même, combattent et réduisent à néant les doctrines désastreuses que l'on s'efforce si tristement de faire prévaloir parmi nous. Ils vous feraient voir l'inanité, l'absurdité des hypothèses, des Lamarck et des Darwin.

M· Contejean, l'éminent professeur de la faculté des sciences de Poitiers, disait, il y a quelques jours à peine : « Qu'on me montre une seule espèce qui

» se soit transformée en une autre, et j'abandonne » toutes mes convictions. »

MM. Quatrefages, Gratiolet, Hollard, vous montreraient la place qu'il convient d'assigner à l'homme dans la création.

Je laisse ce soin à d'autres plus habiles. Pour moi, Messieurs, revenant à l'idée qui me préoccupe, je me demande encore une fois si c'est bien sérieusement qu'on voudrait nous persuader que la religion catholique s'oppose au progrès des sciences. Elle combat les doctrines mensongères, destructives de toute société, mais elle accepte parfaitement la vapeur et l'électricité. Elle en proclame comme nous les merveilles et les bienfaits. Un grand nombre des découvertes scientifiques qui ont amené les heureuses applications qui en sont faites de nos jours, et dont nous sommes si justement fiers, sont dues, je l'ai déjà dit, pour une large part, à ses prêtres et à ses religieux. Il ne faut donc pas, en nous emparant du fruit de leurs travaux, les représenter comme les adversaires de progès dont ils sont les premiers auteurs, Soyons justes poor tout le monde. Aimons sincèrement la vérité. Elle apparaît toujours à celui qui la cherche avec le désir sérieux de la rencontrer. Et puis il vient, pour l'homme, un temqs où les illusions ne sont plus possibles. Tous les jours, nous avons sous les yeux ce spectacle vraiment étonnant de personnes, considérables par leurs lumières, leurs talents, et la position qu'elles occupent, qui se sont dit aussi : Dieu n'existe pas, ou, s'il existe, il est inutile ; la science nous suffit, et qui, au moment suprême, déplorent leur aveuglement, reviennent à Dieu et lui demandent avec instance, de leur accorder ses récompenses, et de leur épargner ses châtiments. C'est ainsi que sont morts tous ces hommes, ces savants que je nommais tout-à-l'heure, c'est ainsi que mourront tous les hommes de quelque valeur qui vivent au milieu de nous ; c'est ainsi, laissez-moi l'espérer et le dire, que mourront nos adversaires eux-mêmes.

Gardons-nous donc, Messieurs, des promesses exagérées qui nous sont faites au nom de la science. Je disais, il y a plusieurs années déjà, en parlant des moyens de discussion employés par un célèbre ministre protestant, avec lequel j'ai eu l'honneur d'échanger quelques brochures : ils ne feront ni des hommes religieux, ni même des protestants, mais des incrédules et des impies. Je pourrais dire, aujourd'hui, à ces savants malavisés qui promettent aux hommes un bien-être qu'il sont impuissants à leur donner : en allumant dans le cœur de ceux qui vous écoutent, par des promesses mensongères, le feu des plus ardentes convoitises, vous ne les rendrez ni meilleurs, ni plus heureux.

Toutefois, Messieurs, je le reconnais, ce reproche ne saurait s'adresser à notre collègue M. Guillon. Non-seulement il n'allume pas, dans le cœur du pauvre, ces convoitises dont je parle, mais même il lui refuse les secours que tout homme qui souffre peut et doit attendre de la charité de ses semblables; ou s'il les accepte, il les subit comme un mal nécessaires et inévitable.

Après nous avoir montré les calculs de la statistique établissant l'insuffisance absolue du revenu, et l'impossibilité d'en assurer à chacun la part rigoureusement nécessaire, après avoir blamé l'assistance et critiqué toutes ses institutions, la seule chose qu'il laisse au pauvre, c'est,autant qu'il m'en souvient, ou le droit au travail, ou le devoir, l'obligation de travailler.

Si c'est le droit au travail, le problème reste tout entier, et je crains que sa solution ne se fasse attendre longtemps encore; si c'est le devoir, l'obligation de travailler, l'idée est meilleure, mais elle n'est pas nouvelle. Le précepte remonte à l'origine du monde. Dieu dit à Adam : *In sudore vultûs tuî vesceris pane.*

Amiens, typ. de E. Yvert.

UN MOT SUR LES CAUSES

DE LA MORT NATURELLE CHEZ L'HOMME

Par M. Martial ROUSSEL.

(Lu à l'Académie d'Amiens dans sa Séance du 29 Janvier 1869.)

Messieurs,

Dans sa séance du 14 août dernier, notre honorable collègue, M. Lenoël, nous a donné lecture d'un travail sur la mort accidentelle ou violente, et sur la mort naturelle des êtres organisés.

Le but de cette étude, remarquable, d'ailleurs, par la netteté, la précision et l'élégance du style, était, il vous en souvient, de rechercher et de montrer les causes de la mort naturelle. Quant à la mort violente, elle s'explique suffisamment par la nature même des accidents qui la déterminent.

Pour ma part, j'ai écouté avec le plus grand intérêt, et suivi, avec la plus sérieuse attention, les développements du sujet traité par notre honorable collègue. Permettez-moi, Messieurs, de vous traduire ici quelques unes des impressions que cette lecture a fait naître dans mon esprit, et de vous soumettre les réflexions qu'elle m'a inspirées. Je le ferai avec d'autant plus de liberté, que si, sur certains points, je suis en désaccord avec quelques unes des opinions consignées dans le travail de notre honorable collègue, ce désaccord porte sur des questions de détail et tout-à-fait secondaires. Quant à celles qui appartiennent à ce que j'appellerai le cœur même du sujet, les propositions que je ne puis admettre, sont empruntées, par M. Lenoël, à des auteurs dont il m'a semblé qu'il ne partageait pas entièrement les opinions, et auxquels il entendait en laisser toute la responsabilité.

Le travail de notre honorable collègue comprend, sous la même dénomination, *la Vie*, l'existence des plantes et des animaux. Je pense, et c'est là une de ces questions de détail dont je parlais tout-à-l'heure, qu'il y a lieu d'établir une distinction entre le mode si différent d'existence de ces êtres si dissemblables, les plantes et les animaux. Pour les premiers, le mot végétation me paraît mieux convenir à ce que l'on nomme mal à propos, selon moi, la vie des plantes ; et si j'avais un avis à émettre sur la question, je réserverais le mot *vie* pour caractériser l'existence des animaux. Au surplus, je le répète, c'est là une distinction sur laquelle j'insiste d'autant moins, que mon intention est de ne m'occuper de la vie, qu'en ce qui concerne les animaux. Ici même, je restreindrai encore le cadre de mon étude, et je me bornerai à considérer la vie et la mort, uniquement au point de vue de l'homme.

Ces préliminaires établis, je rappelle ce que je disais en commençant, que la mort accidentelle ou violente de l'homme s'explique d'elle-même par la nature des causes qui la produisent. Sur ce point, M. Lenoël nous a montré les organes essentiels à la vie détruits ou désorganisés par la maladie ou par d'autres causes accidentelles. Hors d'état de fonctionner, ces organes laissent échapper la vie de l'être à l'existence duquel ils ne peuvent plus concourir.

Ainsi donc, en ce qui concerne la mort accidentelle ou violente, le phénomène s'explique pour ainsi dire de lui-même; il n'y a là ni difficulté ni problème à résoudre; mais il ne saurait en être de même de la mort naturelle, de la mort sans cause apparente. La vieillesse, la mort! Pourquoi l'homme vieillit-il? pourquoi meurt-il? Il y a là un mystère profond, de nature à fixer l'attention du philosophe; un problème dont la solution est bien digne de servir d'objet à ses études persévérantes, à ses travaux les plus sérieux.

Notre honorable collègue, M. Lenoël, me paraît avoir redouté de s'engager dans cette voie, et d'y poursuivre un résultat que, peut-être, il n'espérait pas atteindre. Il a préféré donner la parole à un physiologiste bien connu dans la science. Il nous a fait entendre la voix de M. Littré. Selon ce savant, la vie n'est autre chose que l'impulsion primitive imprimée à un corps. Ce corps se meut avec une vitesse initiale proportionnée à la force de l'impulsion qu'il a reçue; le mouvement, plus ou moins rapide à sa naissance, va toujours en décroissant, jusqu'à ce qu'enfin il s'arrête. Telle est, selon M. Littré, la vie: un simple mouvement imprimé au premier instant de la conception de l'homme, dans le sein de sa mère; la mort naturelle, la cessation de ce mouvement.

Vous vous rappelez, Messieurs, la série de rapprochements plus ou moins ingénieux, groupés par M. Littré à l'appui de son système. M. Lenoël nous les a fait passer sous les yeux. Je ne les reproduirai pas ici, mais je dirai, tout de suite, que je ne puis admettre ni le système imaginé par M. Littré, ni les développements qu'il lui donne.

Ce système a pour moi un premier défaut; c'est de vouloir expliquer, par une cause unique et purement matérielle, un phénomène complexe et, tout à la fois, spirituel et matériel. Qu'est-ce, en effet, que la mort chez l'homme, si ce n'est la séparation de l'âme et du corps qui le composent? Pour expliquer cette séparation, il faudrait le concours de diverses connaissances que la science ne possède pas et qu'elle ne possédera jamais. A la vérité, la science nous fournit quelques notions sur la structure, sur l'arrangement des diverses parties du corps humain, mais elle ne sait rien, ou presque rien, sur la nature et les propriétés intimes des éléments qui le compose. Elle ne sait rien du tout en ce qui touche la nature de l'âme, rien du lien qui l'unit au corps. Ce sont là pourtant des connaissances qu'il faudrait posséder pour expliquer ce mystérieux phénoméne de la vie et de la mort. Tant que l'on ne connaîtra pas la nature du lien qui unit l'âme et le corps, il sera impossible de déterminer les véritables causes qui peuvent, abstraction faite de toutes les causes extérieures ou accidentelles, amener la rupture de ce lien, la séparation de l'âme et du corps, la mort naturelle.

J'ai dit que je ne pouvais admettre le système de M. Littré, et je viens de faire connaître une première raison de cette impossibilité. Il y en a deux autres encore qui me forcent à le repousser. La première, c'est que ses explications n'ont aucune base scientifique, reposant sur des observations certaines ; que, de plus, elles n'expliquent rien. La seconde, c'est que, comme simple comparaison, ce système ne rend pas même un compte exact des diverses phases du phénomène.

En effet, comparer la vie de l'animal ou de l'homme au mouvement d'un boulet de canon, par exemple, qui s'échappe de la pièce en vertu de l'impulsion qui lui est donnée, et qui parcourt sa trajectoire, jusqu'à ce que la force qui l'a mis en mouvement soit épuisée; c'est là une hypothèse purement imaginaire, que la science la moins exigeante ne saurait accepter. Et ici, permettez-moi de m'étonner de la facilité avec laquelle certains savants admettent, comme preuves scientifiques, les suppositions et les rapprochements les plus futiles, pourvu qu'ils rentrent dans le cadre des systèmes qu'ils ont imaginés. Pour que le système de M. Littré eût quelqu'apparence de vérité, il faudrait admettre qu'au premier instant de son existence, l'homme est en possession de toutes ses facultés, et qu'il les perd successivement à mesure qu'il avance dans la vie; puisque, d'après le système, la vitesse initiale est la plus grande qu'elle puisse être, et qu'elle va toujours en diminuant, jusqu'à ce qu'enfin elle s'éteigne. Or cette hypothèse est manifestement fausse. L'homme, au moment de sa naissance, est loin de posséder toutes ses facultés. Il les acquerra par la suite, et, contrairement au système qui veut, qu'à partir du premier moment, la vie aille toujours en diminuant, elle s'accroîtra au contraire jusqu'à un certain âge, pour décroître ensuite jusqu'à la mort. Il y a donc dans la vie de l'homme deux périodes distinctes. Une première période pendant laquelle la vie va en augmentant, et une seconde, pendant laquelle elle diminue. C'est cette double période, dont l'existence est incontestable, qui me faisait dire, il n'y a qu'un instant, que, comme comparaison, le système de M. Littré ne représentait pas même, d'une manière exacte, les diverses phases du phénomène. Il y a évidemment, je le répète, dans la vie de l'homme, deux mouvements en sens contraires. Ces deux mouvements opposés appellent nécessairement, au point où ils changent de direction, un instant d'arrêt, que l'on ne retrouve pas dans l'hypothèse de M.

Littré. Aussi, comme comparaison, je préfère, au système du savant matérialiste, celle de ce bon homme qui comparait la vie à l'échelle double dont se servent certains artisans. On monte d'un côté; puis arrivé au sommet, on s'arrête pour enjamber l'échelon suprême, descendre de l'autre côté, et revenir ainsi au sol d'où l'on est parti. Cette comparaison nous présente en effet une image assez fidèle de ce qui se passe dans la réalité. Mais, pas plus que l'hypothèse de M. Littré, elle ne nous apprend ce que nous cherchons. La science, elle-même, ne nous fournit à cet égard aucun renseignement utile; elle est complètement muette sur les causes et les raisons de la mort naturelle. Longtemps encore, toujours vraisemblablement, nous devrons nous résigner à subir des effets dont la cause, au moins quant à sa nature, est et sera à jamais pour l'homme un impénétrable mystére.

En effet, Messieurs, si nous interrogeons la science, si nous lui demandons pourquoi l'homme veillit, pourquoi il meurt; sa réponse déroute toutes nos prévisions. Cette réponse la voici : toutes les parties, même les plus solides, du corps des animaux se renouvellent totalement dans un espèce de temps assez court; si bien, qu'après quelques années, le corps des animaux, celui de l'homme, comme les autres, est entièrement renouvelé. Il ne reste rien des éléments qui composaient le corps primitif; tout a été changé, tont a disparu, pour faire place à des éléments nouveaux. S'il en est ainsi, et les travaux des savants qui, de nos jours, se sont occupés de ces questions, notamment les belles expériences de M. Flourens, ne laissent aucun doute à cet égard, on se demande pourquoi les éléments nouveaux n'ont pas la même vertu, les mêmes propriétés que ceux qu'ils ont remplacés. En un mot, pourquoi le corps de l'homme renouvelé et reconstruit, pour ainsi dire, avec des matériaux tout neufs, ne conserve pas la même force, la même vigueur qu'avec les matériaux anciens qui ont disparu; en d'autres termes pourquoi il vieillit, pourquoi il meurt. On n'en voit pas la raison scientifique. Bien plus, les faits sont ici en désaccord complet avec les prévisions autorisées par la science. La science nous montre le corps de l'homme renouvelé, recomposé d'éléments jeunes et vigoureux, et, malgré cela, nous voyons ce corps allant vieillissant et s'affaiblissant jusqu'à la destruction, jusqu'à la mort. La science nous trompe-t-elle donc? Non, Messieurs, cette contradiction n'est qu'apparente. Ici, comme toujours, quand on l'interroge avec impartialité, avec le désir de trouver la vérité, la science dit vrai. Oui, le corps de l'homme renouvelé doit retrouver, dans ce renouvellement, sa vigueur première; il doit conserver indéfiniment sa force et sa jeunesse. C'est pour cela, c'est dans ce but qu'il a été créé. S'il en arrive autrement, c'est qu'une volonté supérieure et toute puissante l'a décidé ainsi.

Si je ne craignais de blesser ici les susceptibilités de quelques personnes qui refusent toute créance aux livres saints, et qui ne peuvent se résoudre à leur reconnaître même le caractère de livres historiques, je vous dirais: interrogeons l'histoire, et demandons-lui la solution du problême qui nous préoccupe. L'homme vieillit et meurt: Pourquoi? Est-ce parce que les éléments qui composent son corps vieillissent et s'affaiblissent? Non. Nous venons de voir ces éléments se renouvelant et se rajeunissant sans cesse. Si cela est, et la science dit que cela est; l'homme ne devrait jamais mourir. C'est, en effet, pour cela, disais-je tout-à-l'heure, qu'il a été créé. Dans les desseins du Créateur, non-seulement son âme mais son corps aussi devait être immortel, et, ici, la science nous montre par quel procédé le Créateur entendait assurer la durée indéfinie de son œuvre. En ce point, comme en tous les autres, son langage est en parfaite harmonie avec la parole divine.

Pourquoi donc, encore une fois, l'homme vieillit-il, pourquoi meurt-il? La réponse est simple: parce qu'ainsi, l'avons nous dit, l'a voulu le Créateur. Ce n'est pas ici le lieu de rechercher les raisons qui justifient la sentence qui a été portée; il suffit de savoir si cette sentence existe. Or, elle existe, et même, comme dans les jugements rendus par nos tribunaux, le Souverain-Juge a daigné nous en faire connaître les motifs. Un jour Dieu avait dit au premier homme *morte morieris*, plus tard il ajouta: *Non permanebit Spiritus meus in homine, in æternum, quia caro est; erunt que dies illius centum vigenti annorum.* (GENÈSE 6-3). Voilà pourquoi l'homme meurt, pourquoi la durée de sa vie ne dépasse pas ce terme maximum, que très-souvent, nous le savons, elle est loin d'atteindre.

En résumé, la mort naturelle de l'homme est complètement inexplicable pour les savants. Ce phénomène est en contradiction avec les enseignements de la science, et pour trouver la solution du problème, il faut reconnaître, avec l'histoire, que la mort naturelle de l'homme n'arrive que par suite de la sentence portée contre lui. Rien ne peut le soustraire à l'exécution de cette sentence. La mort est un fait certain, indiscutable, c'est même le seul fait dont l'homme, sur la terre, puisse, avec certitude, attendre l'accomplissement.

Au moral, un penseur a dit, en parlant de la mort : Elle est l'écho de la vie, et cette pensée est vraie. Puisqu'il en est ainsi, et dussé-je encourir le reproche de clore cette étude comme se termine un sermon, je dirai moi : Vivons de manière à mourir *sans peur et sans reproches*.

ENCORE UN MOT

SUR

LES CAUSES DE LA MORT NATURELLE CHEZ L'HOMME

PAR M. MARTIAL ROUSSEL.

(Lu à l'Académie d'Amiens dans sa Séance du 11 juin 1869).

MESSIEURS,

Permettez-moi de revenir, en quelques mots seulement, ce sera très-court, sur la question de la vie et de la mort naturelle des êtres vivants. Cette question très-délicate, difficile et très-intéressante, a été posée devant nous, vous vous le rappelez, par une communication de notre honorable collègue M. le docteur Lenoël.

Depuis, plusieurs d'entre-nous s'en sont occupés, et elle a fait, de la part de notre honorable collègue M. Daussy, l'objet d'un travail plein de finesse et d'esprit, que nous avons entendu avec le plus grand plaisir, mais qui, si je ne me trompe, n'a pas fait avancer sensiblement la question :

Sans nous dire ce qu'est la vie, ce qu'est la mort, toutes choses que, selon lui, il n'est pas, il ne sera jamais donné à l'homme d'approfondir, M. Daussy s'est borné à nous montrer ce que la vie n'est pas. Pour lui, quoiqu'en dise M. Littré, la vie n'est pas le mouvement résultant de l'impulsion initiale, imprimée à l'être vivant, au moment même de sa conception, et se continuant, en diminuant d'intensité, jusqu'à la cessation, jusqu'à la mort.

Après nous avoir très-spirituellement raconté la partie de billard que vous savez, et dans laquelle il s'est fait aussi maladroit que possible, maladresse à laquelle je ne crois pas du tout, il nous a mis sous les yeux le gracieux tableau du jeune chat jouant avec le peloton qu'on lui abandonne. Quoique son petit chat ne soit pas un savant, il lui pardonne de prendre le mouvement pour la vie. Quant à lui, il croit que la vie et le mouvement sont deux choses toutes différentes. Malgré quelques légères égratignures, distribuées à droite et à gauche, et dont chacun de nous, Messieurs Lenoël, Courtillier et moi, avons eu notre petite part, égratignures, du reste, dont nous aurions tout-à-fait mauvaise grâce de nous plaindre, le petit chat ayant toujours, et pour tous, fait patte de velours, je m'empresse de proclamer que je suis complètement de l'avis de M. Daussy, pour moi non plus, j'ai déjà eu occasion de le dire, le mouvement, quelqu'ingénieuses que soient les combinaisons qu'on lui prête, le mouvement n'est pas la vie.

Je ne reviendrai pas, Messieurs, sur le travail de M. Daussy, dont vous avez encore présentes à la mémoire et la forme élégante et les conclusions finales, incontestables, dans le cercle qu'il s'est tracé. Pour notre honorable collègue, la vie est une évolution complète. L'être organisé naît, vit, se reproduit et meurt. Pourquoi, comment cela se fait-il? il ne veut pas le rechercher. Il se borne à constater le fait. Comme je l'ai indiqué moi même, il pense que l'explication donnée par M. Littré ne rend pas compte des phases multiples du phénomène qui constitue la vie, des nécessités surtout, sous l'influence desquelles s'accomplissent ces diverses phases. Tous les êtres organisés, dit M. Daussy, naissent, vivent, se développent, acquièrent, pendant une période de temps plus ou moins longue, toutes les facultés qui doivent les compléter. Arrivés à ce point maximum de leur existence, ils se reproduisent, puis, à partir de ce moment, la vie va en décroissant jusqu'à ce qu'elle s'éteigne. Il y a donc dans la vie des êtres organisés, pour M. Daussy, comme pour moi, deux périodes distinctes, l'une pendant laquelle la vie va en augmentant, l'autre pendant laquelle elle diminue jusqu'à l'anéantissement, et au point de jonction de ces deux périodes, l'acte nécessaire de la reproduction.

Quand je dis l'acte nécessaire de la reproduction, il est bien entendu que cette nécessité n'existe que pour les êtres organisés autres que l'homme.

L'homme, lui, reste le maître de se reproduire ou non. Seul parmi les êtres vivants, il voit ce qui est bon ou mauvais, ce qui est utile ou ne l'est pas, il agit ou il n'agit pas selon sa volonté, dont il possède la pleine et entière liberté. Mais revenons à l'acte de la reproduction. M. Daussy trouve que la théorie de M. Littré ne satisfait en aucune façon à cette partie du programme de la vie des êtres organisés. Ici encore je suis de son avis, mais qu'il me permette d'appeler son attention sur une légère erreur que, par bienveillance, évidemment, il a laissé s'introduire dans son appréciation du système de M. Littré. Il a considéré ce système comme une simple comparaison. En cela, je pense qu'il se trompe. Ce n'est pas seulement comme comparaison, mais bien comme explication, que M. Littré, adoptant, nous a dit M. Lenoël, les idées de Muller, nous présente son exposé de l'impulsion initiale donnée à l'être vivant, dès le premier instant de sa conception. Il est vrai que, comme explication, ce système n'est pas facile à admettre, et M. Lenoël, qui nous l'a fait connaître, l'a si bien senti, que dans une seconde lecture, en réponse aux objections de M. Daussy, il reconnaît lui-même que l'impulsion initiale, prise isolément, ne suffit pas, en effet, pour rendre raison des diverses phases de la vie des êtres vivants. Il maintient, il est vrai, la puissance maximum de cette impulsion, mais il la proportionne à l'étendue des surfaces d'absorption. L'être organisé, dit-il, se développe sous l'influence de l'impulsion première, en empruntant aux substances matérielles du milieu ambiant celles qui sont nécessaires à son existance ; il s'assimile ces substances matérielles, avec les forces qui leur sont inhérentes. C'est ainsi qu'il acquiert successivement toutes les facultés qui doivent constituer et compléter son être. C'est ainsi que s'étendent et se développent les surfacesdestinéesà l'absorption des parties matérielles du milieu ambiant;mais toujours est-il,dit M. Lenoël, que,bien que cette absorption augmente en raison de l'étendue des surfaces, ce qui explique la période d'accroissement signalée par M. Daussy et par moi, cette faculté est moins active, moins énergique, pour une surface donnée, qu'elle ne l'était au moment de la conception de l'être vivant ; ce qui constitue, selon lui, la justesse du système de M. Littré. Il ajoute que la métaphysique n'a rien à faire dans ces questions. Déjà cette observation s'était produite dans le premier travail de M. Lenoël. Aujourd'hui, comme alors. je crois que cette proposition s'écarte de la vérité. C'est, du reste, un point sur lequel j'aurai peut-être occasion de revenir. Pour le moment, je vous demande la permission de jeter un coup-d'œil sur cette seconde source d'alimentation et même d'accroissement de la vie, indiquée par M. Lenoël, et qui vient s'ajouter au mouvement initial de M. Littré.

L'être vivant, dit notre savant collègue, emprunte

aux substances matérielles, composant le milieu ambiant, celles qui sont nécessaires à son existence et à son développement. Cela est incontestable. Il se les assimile avec les forces qui leur sont inhérentes. Ces substances se transforment en chaleur, et celle-ci en mouvement ; tel est le mécanisme de la vie. Il y aurait peut-être ici quelques réserves à faire ; car, enfin, la production de la chaleur ne peut être que le résultat d'un travail quelconque,comme le travail lui-même ne peut provenir que de l'emploi d'une certaine quantité de chaleur. Ce qui, comme on le sait, constitue ce que l'on est convenu d'appeler l'équivalence mécanique de la chaleur. Mais pour obtenir ces résultats, il faut, au préalable, un appareil convenablement disposé,puis une puissance étrangère qui mette cet appareil en jeu. Dans le système qui nous est présenté, on trouve peut-être l'appareil, mais on ne voit pas bien le principe moteur. Il ne peut être autre que les forces inhérentes à la matière. Cette inhérence des forces à la matière est en effet indispensable ; car de quoi servirait au corps de s'étendre, s'il ne recevait,avec les parties matérielles qui produisent son développement, un surcroît de forces proportionnelles. Cette addition de forces est donc indispensable, sous peine de voir le volume purement matériel augmenter, et la vie diminuer, puisque la force vitale, comme on l'a nommée assez mal à propos, selon moi, restant la même, devrait se répartir sur une plus grande masse de matière et lui donner la vie. Il est donc indispensable, je le répète, qu'en s'assimilant les substances matérielles du milieu ambiant, l'être vivant reçoive, en même temps, une addition de forces, celles, comme le dit M. Lenoël, qui sont inhérentes à ces substances.

Envisagé vous ce point de vue purement matériel, la naissance, l'accroissement, la mort de l'être vivant, rentrent essentiellement et tout entiers dans le cercle des systèmes préconisés par les écoles matérialistes. Est-ce là qu'est la vérité ? J'ai voulu le savoir, et, dans ce moment, je m'occupe d'une étude sur le matérialisme dont j'aurai peut-être, plus tard, l'honneur de vous soumettre les résultats. Pour aujourd'hui, je m'arrête à cette proposition émise par M. le docteur Lenoël, à savoir que les forces sont inhérentes à la matière. Dans le système soutenu et développé par lui, je conçois et j'ai démontré que cette inhérence est indispensable. Mais cette nécessité même fait peser sur le bien fondé du système les doutes les plus sérieux. En effet, Messieurs, ces forces qui accompagnent toujours les corps, qui leur sont *inhérentes*, s'éloignent de l'idée qu'on se fait ordinairement de la matière. Les corps matériels, nous disent tous les traités de physiques, possèdent les propriétés suivantes : l'étendue, la mobilité, l'impénétrabilité, la divisibilité ; à quoi il faut ajouter l'inertie, c'est-à-dire la propriété qu'ont tous les corps de persévérer dans l'état de repos ou de mouvement en ligne droite ; en sorte qu'un corps en repos ne peut sortir de ce repos s'il n'est sollicité par une force extérieure, et que le mouvement qu'il a ainsi reçu se produit en ligne droite, et ne peut cesser ou changer de direction, que sous l'influence d'une cause étrangère ; c'est là, une des applications de l'axiome admis en physique, *Nihil ex nihilo.*

Cette inertie de la matière a été acceptée par tous les physiciens. C'est sur elle qu'ils ont basé tous leurs calculs ; c'est par elle qu'ils ont expliqué tous les faits constatés par l'expérience. Laplace, qui a porté si loin les investigations de l'esprit humain, qui a donné aux sciences physiques et mathématiques un développement et une puissance tels que, même aujourd'hui, où ces études ont fait parmi nous de si remarquables progrès, il est donné à peu de personnes de le suivre et d'atteindre les sommets où il s'est élevé ; Laplace nous dit :

« Un point en repos ne peut se donner le mouve-
« ment, puisqu'il ne renferme pas en lui-même de
« raison pour se mouvoir dans un sens plutôt que
« dans un autre. Lorsqu'il est sollicité par une
« force quelconque, et ensuite abandonné à lui-même,
« il se meut constamment, d'une manière uniforme,
« dans la direction de cette force, s'il n'éprouve
« aucune résistance ; c'est-à-dire qu'à chaque
« instant, sa force et la direction de son mouvement
« sont les mêmes. Cette tendance de la matière à

« persévérer dans son état de mouvement ou de « repos, est-ce que l'on nomme *inertie*; c'est la « première loi du mouvement des corps. »

La théorie d'après laquelle la force est inhérente à la matière est donc inadmissible, puisque, si elle était vraie, un corps pourrait se donner à lui même le mouvement ou le repos. Le développement, l'accroissement de la vie dans l'être vivant ne peuvent donc avoir lieu par les moyens qu'indique M. le docteur Lenoël. J'aurai peut-être, plus tard, l'occasion de démontrer, plus clairement encore, que ce système se heurte et se brise contre une impossibilité scientifique.

Mais admettons, pour un instant, cette explication; elle laisse le problème entier; elle ne nous donne pas la solution que nous cherchons; elle ne nous montre pas la cause physique, palpable, matérielle de la mort naturelle chez les êtres vivants. Elle transforme la difficulté, elle l'éloigne, si l'on veut, mais elle ne saurait la résoudre. Si les surfaces absorbantes, en s'étendant, jouissent de la faculté d'accroître, de développer la vie de l'être vivant, au moyen des emprunts faits au milieu ambiant, pourquoi ces emprunts vont-ils en diminuant jusqu'à cesser bientôt ? pourquoi ces surfaces vivantes ne conservent-elles pas toujours leur puissance d'attraction, d'absorption ou d'affinité, comme on voudra l'appeler ? pourquoi n'exercent-elles pas toujours la même intensité d'action sur le milieu matériel dans lequel elles vivent? Dans un premier travail, et comme résultat des découvertes des physiologistes modernes, et notamment de M. Flourens, j'ai montré le corps de l'animal se renouvelant, se rajeunissant sans cesse. Je renouvelle ici la question que je posais alors, et à laquelle ni M. Daussy ni M. Lenoël ne me paraissent avoir répondu. Comment se fait-il, disais-je, que le corps de l'homme renouvelé, reconstruit, pour ainsi dire, avec des matériaux tout neufs, jeunes et vigoureux, ne conserve pas la même force qu'avec les matériaux anciens qui ont disparu? On n'en voit pas la raison scientifique, et je ne puis m'empêcher de vous faire remarquer, encore, que les communications nouvelles de Messieurs Daussy et Lenoël ne nous la montrent pas.

J'ai indiqué, moi, cette raison. Il est vrai que celle que je donne n'est pas purement scientifique, dans le sens matériel du mot ; que j'ai dû, pour la trouver, quitter le domaine de la physique pour entrer dans celui de la métaphysique. Ce passage d'un de ces ordres à l'autre m'a attiré de la part de mes deux honorables adversaires, un reproche que je ne crois pas mériter. Qu'il m'ait été fait par M. le docteur Lenoël, je le conçois; son explication purement matérielle de la naissance, de l'accroissement et de la mort de l'être vivant, ne lui laissait pas le choix des moyens. Je le comprends moins de la part de

M. Daussy ; la thèse qu'il soutenait ne lui imposait pas les mêmes nécessités.

Quoiqu'il en soit, voici ce reproche :

Après avoir démontré, par les découvertes mêmes de la science moderne, que le corps de l'homme, se renouvelant, se rajeunissant sans cesse, devait se conserver indéfiniment, j'ai posé cette question : pourquoi l'homme vieillit-il, pourquoi meurt-il, pourquoi cette dérogation aux lois générales de la nature ? A quoi j'ai répondu: uniquement parce que Dieu, parce que le Créateur l'a voulu ainsi. A cela, on m'oppose ce raisonnement : Dire que l'homme vieillit et meurt parce que Dieu le veut, c'est ne rien dire du tout. C'est exactement comme si l'on disait : un acide se combine avec une base quelconque pour former un sel, parce que Dieu le veut. Je ne puis, Messieurs, accepter cette similitude. Si j'avais eu à m'expliquer sur la combinaison chimique proposée, j'aurais répondu : Non qu'elle a lieu parce que Dieu le veut, mais qu'elle s'opère en vertu des lois générales établies par lui. Quant à la mort naturelle de l'homme, elle arrive, non pas en vertu des lois générales qui régissent l'univers, mais, comme je l'ai montré dans un travail précédent, et comme je viens de le dire encore dans celui-ci, contrairement à ces lois. Pourquoi cette violation des lois de la nature? parce que, ai-je dit, Dieu l'a voulu ainsi. Ces derniers mots m'ont valu le reproche dont je me plains et dont je tiens à me justifier. On raisonne contre moi comme si la parole que j'ai invoquée était la mienne, comme si elle était l'expression de mon opinion uniquement, purement personnelle, en un mot, comme si j'en étais l'inventeur. Mais il n'en est pas ainsi, cette volonté supérieure, cette volonté divine à laquelle il faut bien que la science se soumette, est clairement, nettement formulée, dans les textes que je vous ai cités.

A la vérité, ces textes n'ont, pour quelques personnes, qu'une valeur secondaire, si même elles ont quelque valeur. A cela, Messieurs, je ne répondrai qu'une chose : ces textes, qu'elle qu'en soit l'origine, quels que soient les auteurs qui les ont promulgués, ce que je ne veux pas rechercher ici, remontent aux premiers âges du monde. A l'heure qu'il est, ils sont écrits et lus dans toutes les langues civilisées, parlées sur la surface du globe, en plus de 150 langues, d'après un célèbre ministre protestant, M. Adolphe Monod. Ils sont de plus écrits et lus dans la plupart des langues savantes qui ne se parlent plus. Ils ont été acceptés et crus, depuis leur origine, par des millions de millions d'individus, par les esprits les plus élevés, par les plus grands génies, par tous les vrais savants qui les ont connus.

Quant à nous, Messieurs, qui cherchons sérieusement la vérité, je ne pense pas que nous puissions les traiter légèrement, surtout quand ces textes se présentent à nous comme la cause déterminante de phénomènes, qui s'accomplissent chaque jour sous nos yeux. Si nous repoussions les lumières qu'ils nous fournissent, nous serions réduits, pour expliquer ces phénomènes, à accepter des hypothèses que la science elle-même rejette, et dont elle démontre l'inanité.

Amiens — Imprimerie de E. YVERT, rue des Trois-Cailloux, 64.

www.ingramcontent.com/pod-product-compliance
Ingram Content Group UK Ltd.
Pitfield, Milton Keynes, MK11 3LW, UK
UKHW021133230726
13926UKWH00002B/766